OBSERVATIONS

SUR LES

FARINES

Par M. BALLAND

Pharmacien principal de 2º classe

(Extrait de la *Revue du Service de l'Intendance.*)

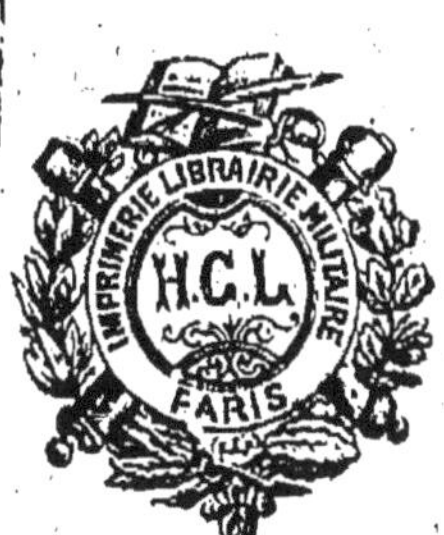

PARIS   LIMOGES

11, Place Saint-André-des-Arts.   46, Nouvelle Route d'Aixe, 46.

Henri CHARLES-LAVAUZELLE

Éditeur militaire.

1895

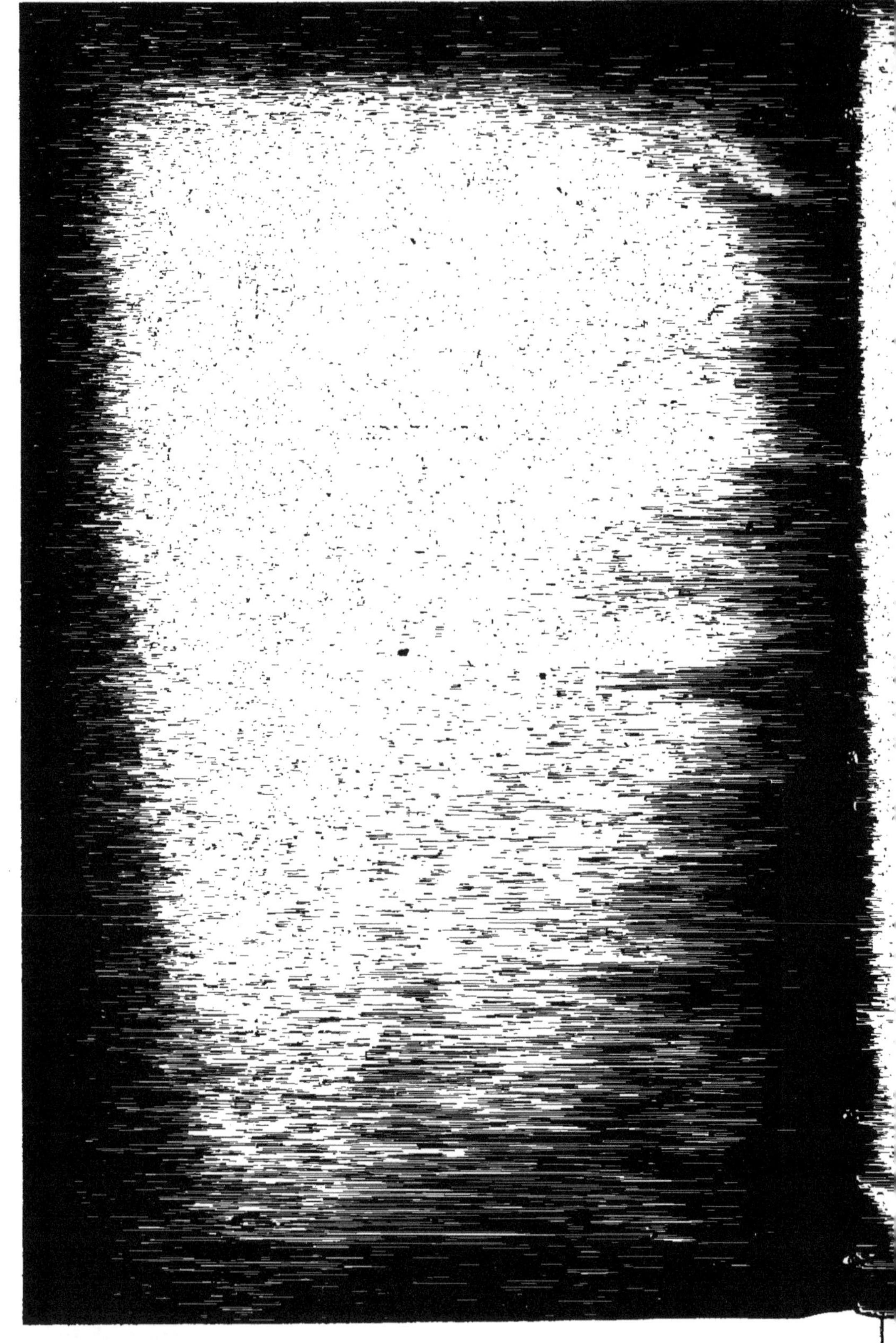

OBSERVATIONS SUR LES FARINES

OBSERVATIONS

SUR LES

FARINES

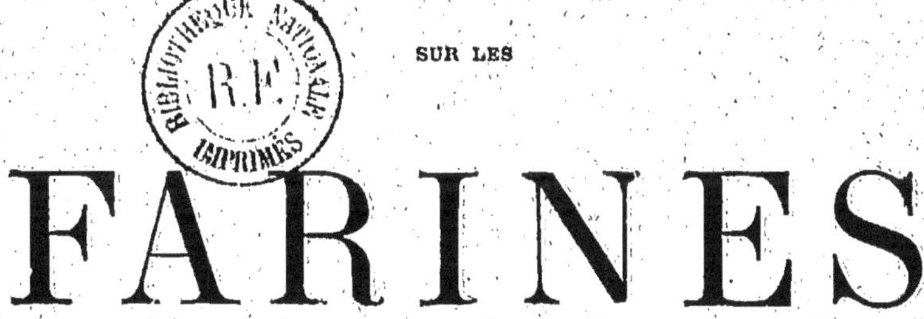

Par M. BALLAND

Pharmacien principal de 2o· classe

(Extrait de la *Revue du Service de l'Intendance*.)

PARIS ||| **LIMOGES**

11, Place Saint-André-des-Arts. ||| 46, Nouvelle Route d'Aixe, 46.

Henri CHARLES-LAVAUZELLE

Éditeur militaire.

1895

OBSERVATIONS SUR LES FARINES

Les expertises de farines faites au laboratoire de l'administration centrale de la guerre, du 26 septembre 1891 au 1er juin 1894, ont porté sur 2.500 échantillons. Tous ces échantillons ont été panifiés et analysés suivant une méthode uniforme avant d'être soumis à la commission d'expertises, qui comprenait un fonctionnaire de l'intendance, un pharmacien militaire, un officier d'administration des subsistances et deux experts civils appartenant à la chambre commerciale de Paris. La discussion des résultats obtenus permet de sanctionner des faits acquis, de les généraliser et d'ajouter quelques observations nouvelles à la question si importante des farines.

Les produits examinés appartiennent à l'essence dure, à l'essence mitadine et à l'essence tendre. Ces derniers sont de beaucoup les plus nombreux, car ils constituent les neuf dixièmes des envois.

Rappelons aussi que les farines destinées à l'armée doivent, d'après les cahiers des charges, réunir un certain nombre de conditions, dont les principales sont les suivantes : provenir de pur froment parfaitement criblé ; être de saveur agréable, d'odeur franche, exemptes de toute altération, falsification ou mélange frauduleux. Les farines dures doivent présenter les qualités de farines blutées à 12 p. 100 ; les mitadines, de farines blutées à 16 p. 100, et les tendres, de farines blutées à 20 p. 100. Les premières doivent, de plus, contenir, au minimum,

35 p. 100 de gluten humide; les secondes, 29 p. 100, et les troisièmes, 26 p. 100.

Farines dures.

La proportion d'eau la plus élevée a été de 15,20 p. 100 et la moins élevée de 11,30 p. 100.

Le maximum atteint par le gluten humide a été de 43,75 p. 100 et le minimum de 17,40 p. 100 (farine avariée).

Le minimum pour la matière grasse a été de 1,15 p. 100 et le maximum de 2,40.

Le minimum pour l'acidité de 0,024 p. 100 et le maximum de 0,278.

Voici les analyses de quelques farines reconnues admissibles par la commission :

EAU p. 100.	GLUTEN p. 100.	MATIÈRE GRASSE p. 100.	ACIDITÉ p. 100.
13,80	34,45	1,20	0,024
11,70	37,05	1,60	0,027
14,10	34,55	1,50	0,028
14,20	34,70	1,50	0,034
12,70	37,35	1,15	0,038
12,00	34,80	1,70	0,038
12,30	36,25	1,45	0,052
13,50	36,00	1,45	0,069

Voici, d'autre part, des analyses de farines qui ne remplissaient pas les conditions du cahier des charges :

EAU p. 100.	GLUTEN p. 100.	MATIÈRE GRASSE p. 100.	ACIDITÉ p. 100.
14,60	36,90	1,95	0,038
12,00	33,30	1,80	0,056
11,50	34,05	1,90	0,056
11,80	35,55	1,95	0,056
12,00	31,65	1,85	0,063
13,80	37,50	2,25	0,067
13,80	31,20	1,70	0,174
14,00	34,50	1,20	0,193

Ces farines ont été trouvées défectueuses en raison de leur composition inférieure ou de leur mauvais état de conservation. L'analyse chimique a toujours corroboré l'examen physique : le degré de l'acidité est en rapport avec l'ancienneté de la farine et la proportion de la matière grasse (là où l'acidité n'est pas très élevée) avec la présence de produits trop inférieurs.

Farines mitadines.

On relève pour l'eau, le gluten, la matière grasse et l'acidité les écarts suivants :

	MAXIMUM p. 100.	MINIMUM p. 100.
Eau	16,00	11,00
Gluten humide......	38,10	24,00
Matière grasse	2,40	1,00
Acidité...........	0,181	0,021

Analyses de farines reconnues admissibles par la Commission.

EAU p. 100.	GLUTEN p. 100.	MATIÈRE GRASSE p. 100.	ACIDITÉ p. 100.
13,30	35,40	1,31	0,021
13,80	37,20	1,15	0,022
13,60	29,25	1,00	0,028
12,70	28,65	1,15	0,034
13,20	30,00	1,25	0,038
12,50	29,40	1,60	0,039
13,80	35,25	1,20	0,044
12,40	37,50	1,50	0,050
13,80	29,10	1,07	0,064
13,40	34,05	1,20	0,079
13,50	36,60	1,55	0,088
13,00	37,80	1,80	0,112

Analyses de farines jugées inadmissibles.

EAU p. 100.	GLUTEN p. 100.	MATIÈRE GRASSE p. 100.	ACIDITÉ p. 100.
14,80	26,55	1,45	0,025
14,00	25,20	1,35	0,029

EAU p. 100.	GLUTEN p. 100.	MATIÈRE GRASSE p. 100.	ACIDITÉ p. 100.
11,50	27,00	1,70	0,037
11,90	26,55	1,48	0,044
14,40	24,90	1,30	0,073
12,20	35,85	1,35	0,071
13,40	30,15	1,75	0,077
11,30	32,10	1,14	0,087
10,60	31,05	1,42	0,121
12,50	38,10	1,50	0,126
14,30	37,50	2,40	0,173
12,30	29,40	1,25	0,181
12,50	34,95	2,15	0,188

Les farines comprises dans cette catégorie ont été déclarées non conformes aux conditions du cahier des charges, soit pour manque de gluten seulement comme les cinq premières, soit pour insuffisance de qualité ou mauvais état de conservation comme les sept dernières. On remarque toujours un rapport étroit entre les données de l'analyse chimique et les décisions de la commission ; toutefois, plusieurs farines ont été trouvées bonnes, sans observations pour le goût, alors que leur acidité était très élevée. Il semblerait ainsi que les blés mitadins de certaines régions auraient une acidité maximum supérieure à celle des essences dures et tendres : c'est un point que nous nous proposons d'élucider dans une étude en préparation sur les blés.

Farines tendres.

	MAXIMUM p. 100.	MINIMUM p. 100.
Eau	16,20	9.40
Gluten.........	47,50	0,00 (farine avariée).
Matière grasse....	3,10	0,70
Acidité.........	0,246	0,013

L'année 1893, prise en particulier, a fourni pour chaque mois les indications suivantes :

		EAU p. 100.	GLUTEN p. 100.	MATIÈRE GRASSE p. 100.	ACIDITÉ p. 100.
Janv. (86 échant.)	Maximum..	15,80	37,20	1,90	0,195
	Minimum...	12,00	24,00	0,90	0,013
Févr. (84 échant.)	Maximum..	16,20	34,05	2,00	0,113
	Minimum...	12,40	22,80	0,80	0,025
Mars. (90 échant.)	Maximum..	15,80	36,60	2,00	0,132
	Minimum...	12,00	21,60	0,95	0,026
Avril. (79 échant.)	Maximum..	15,00	36,00	1,87	0,105
	Minimum...	10,80	22,80	0,90	0,030
Mai.. (73 échant).	Maximum..	14,20	33,45	2,50	0,133
	Minimum...	10,00	22,50	0,90	0,032
Juin . (76 échant.)	Maximum..	14,60	30,30	2,20	0,177
	Minimum...	10,20	23,64	0,90	0,025
Juill . (61 échant.)	Maximum..	13,70	38,70	2,00	0,279
	Minimum...	10,00	24,30	0,85	0,032
Août. (58 échant.)	Maximum..	13,00	42,60	3,10	0,152
	Minimum...	9,40	21,40	1,10	0,037
Sept. (70 échant.)	Maximum..	13,50	38,10	2,25	0,138
	Minimum...	10,20	23,90	0,80	0,025
Oct.. (55 échant.)	Maximum..	14,70	39,00	2,00	0,115
	Minimum...	10,30	22,95	0,70	0,021
Nov . (66 échant.)	Maximum..	14,60	39,30	2,00	0,158
	Minimum...	10,30	23,55	0,85	0,018
Déc.. (47 échant.)	Maximum..	14,70	43,80	1,90	0,115
	Minimum...	11,20	24,75	0,85	0,017

On remarquera, dans ce tableau, que la proportion d'eau atteint son maximum en février et qu'elle va en diminuant progressivement jusqu'en août pour reprendre, en septembre, sa marche ascendante. On remarquera également que le minimum d'acidité suit une marche inverse et qu'il est moins élevé pendant l'hiver que pendant l'été.

Les analyses suivantes de toutes les farines tendres destinées à la fabrication du pain de troupe qui ont été examinées pendant les mois de février et d'août 1893 donneront une idée assez exacte des fluctuations de l'eau au cours de ces périodes mensuelles et permettront, en même temps, de mieux saisir les caractères qui distinguent chimiquement les bons produits des mauvais. Le classement a été établi, comme précédemment, d'après l'acidité.

Farines acceptées en février 1893.

EAU p. 100.	GLUTEN p. 100.	MATIÈRE GRASSE p. 100.	ACIDITÉ p. 100.
13,80	25,80	1,15	0,025
14,00	27,45	1,20	0,025
12,80	26,40	1,25	0,025
14,20	25,50	1,15	0,028
15,40	27,90	1,15	0,028
13,80	25,80	1,20	0,029
13,60	26,70	1,20	0,031
14,80	26,70	1,25	0,031
14,80	26,00	1,60	0,031
12,80	28,80	1,02	0,032
13,20	33,60	1,18	0,032
14,40	25,80	1,20	0,032
13,20	25,80	1,25	0,032
14,40	28,50	1,25	0,032
14,60	25,80	1,30	0,032
14,80	26,70	1,55	0,032
14,60	31,00	1,55	0,032
14,60	25,75	1,10	0,035
13,80	27,30	1,15	0,038
14,40	28,35	1,40	0,038
14,80	27,60	1,50	0,038
14,60	29,10	1,15	0,041
14,00	26,10	1,20	0,044
14,00	34,05	1,25	0,044
13,00	29,10	1,33	0,044
13,20	29,30	1,45	0,044
15,00	32,40	1,60	0,044
14,00	29,40	1,65	0,045
14,40	27,00	1,25	0,051
14,60	31,50	1,75	0,056
13,80	26,40	1,20	0,057
13,40	30,30	1,35	0,057
14,80	27,00	1,40	0,057
14,80	27,00	1,80	0,057
12,40	26,10	1,20	0,060
14,80	30,90	1,70	0,063
15,40	26,40	1,80	0,063
14,80	28,50	1,50	0,065
14,00	26,40	1,18	0,070

EAU p. 100.	GLUTEN p. 100.	MATIÈRE GRASSE p. 100.	ACIDITÉ p. 100.
15,20	30,00	1,40	0,070
13,60	25,40	1,50	0,070
15,00	27,00	1,28	0,077
15,20	29,50	1,65	0,078

Farines non acceptées en février 1893.

EAU p. 100.	GLUTEN p. 100.	MATIÈRE GRASSE p. 100.	ACIDITÉ p. 100.
16,20	23,40	0,80	0,025
13,80	25,80	1,20	0,025
15,20	27,30	1,38	0,025
15,00	30,75	1,35	0,025
15,40	25,20	1,45	0,025
13,60	23,30	0,95	0,028
14,40	24,00	0,95	0,030
15,00	24,65	1,10	0,031
14,40	33,00	1,50	0,031
14,20	23,80	0,90	0,032
14,40	23,70	1,15	0,032
15,00	24,30	1,20	0,032
13,00	26,25	1,20	0,032
14,00	27,60	1,25	0,032
13,00	31,50	1,75	0,032
12,80	24,80	1,15	0,034
15,00	23,40	1,20	0,034
14,20	24,60	1,25	0,035
15,00	24,15	0,90	0,038
14,60	24,00	0,90	0,039
14,00	29,40	1,45	0,044
15,00	28,00	1,50	0,044
15,20	27,00	2,00	0,044
15,00	25,80	1,00	0,045
12,80	22,80	1,20	0,050
14,20	25,00	1,10	0,051
15,40	27,00	1,22	0,051
15,00	32,00	1,85	0,055
15,40	26,10	1,48	0,057
12,40	26,10	1,65	0,057
14,80	32,00	1,65	0,060
13,60	27,00	1,65	0,063
14,40	24,90	1,75	0,063
14,20	28,80	1,75	0,064
12,60	24,00	1,40	0,066
13,00	23,50	1,60	0,070

EAU p. 100.	GLUTEN p. 100.	MATIÈRE GRASSE p. 100.	ACIDITÉ p. 100.
15,00	26,40	1,80	0,070
14,40	23,40	1,30	0,075
14,00	33,00	1,75	0,087
14,00	21,60	1,25	0,094
14,00	14,10	1,80	0,113

On observe que les meilleures farines sont celles où l'acidité et la matière grasse sont en plus faibles proportions. Dans les farines présentant quelques défauts et acceptées à la limite, ces deux facteurs sont plus élevés.

Les motifs invoqués pour la non acceptation sont toujours un excès de basses moutures, un mauvais état de conservation ou une insuffisance de gluten.

Farines acceptées en août 1893.

EAU p. 100.	GLUTEN p. 100.	MATIÈRE GRASSE p. 100.	ACIDITÉ p. 100.
11,00	27,30	1,40	0,037
10,50	40,50	1,25	0,043
11,50	27,30	1,25	0,045
11,40	33,05	1,00	0,047
11,60	33,90	1,15	0,048
11,90	25,50	1,10	0,050
11,70	33,80	1,10	0,050
10,90	42,00	1,20	0,050
11,90	30,15	1,40	0,050
12,40	30,00	1,60	0,050
12,80	30,60	1,12	0,053
11,40	33,90	0,00	0,055
12,20	42,60	1,40	0,055
9,90	30,90	1,75	0,055
11,90	27,00	1,10	0,060
11,40	28,80	1,20	0,063
13,00	28,05	1,25	0,063
12,20	36,00	1,30	0.063
11,70	29,10	1,35	0,063
12,00	30,00	1,80	0,063
11,90	31,50	1,40	0,068
10,50	33,45	1,55	0,072
12,40	36,90	1,65	0,076
11,50	33,00	1,50	0,080
11,20	28,50	1,45	0,082
10,80	31,65	1,10	0,088

Farines non acceptées en août 1893.

EAU p. 100.	GLUTEN p. 100.	MATIÈRE GRASSE p. 100.	ACIDITÉ p. 100.
13,00	30,45	1,82	0,050
11,90	36,30	1,50	0,051
11,70	30,60	1,40	0,055
10,40	31,20	1,50	0,059
10,50	36,60	2 15	0,060
12,00	29,55	1,60	0,063
11,60	31,65	1,80	0,063
10,90	36,90	2,25	0,063
11,00	30,90	1,50	0,070
11,40	31,05	1,75	0,075
11,20	25,35	1,40	0,076
11,40	39,90	1,45	0,076
11,60	27,00	1,40	0,077
11,50	31,80	1,42	0,082
11,40	25,80	1,60	0,088
11,20	30,30	3,10	0,090
11,90	30,00	1,58	0,094
10,70	30,45	1,65	0,099
9,90	36,45	1,15	0,100
9,40	30,71	1,15	0,101
12,50	27,90	1,70	0,101
11,40	27,45	1,78	0,107
11,20	27,00	1,60	0,112
10,80	37,50	1,35	0,113
10,70	35,10	1,50	0,113
10,20	27,90	1,75	0,114
10,70	31,05	1,85	0,114
12,40	27,45	1,70	0,132
12,80	27,60	1,50	0,138
12,00	28,80	1,65	0,138
11,80	31,50	2,20	0,139
10,40	20,80	1,05	0,152

Les acidités du mois de février, rapprochées de celles du mois d'août, montrent la tendance qu'ont les farines à s'altérer pendant les chaleurs de l'été. C'est ce moment, en effet, qui est le plus favorable à l'éclosion des germes et, par conséquent, le plus défavorable pour la mise en caisses étanches des farines destinées à une conservation de longue durée.

Farines premières marques.

Pendant le second trimestre de 1894, le laboratoire a eu à se prononcer sur un certain nombre de farines spéciales destinées à être mises en dépôt dans des stations-magasins.

Conformément au cahier des charges pour les fournitures des denrées à effectuer par marché de livraison, ces farines devaient être du type « premières marques » du marché de Paris, ne laisser, par conséquent, rien à désirer sous le rapport de l'aspect, du goût et de l'odeur ; elles devaient contenir au minimum 26 p. 100 de gluten et avoir au moins un mois de mouture et pas plus de deux mois.

Les analyses qui suivent sont celles des farines reconnues admissibles par la commission. Nous y avons joint seize analyses de farines « douze-marques » venant de différentes minoteries françaises et quatre analyses de farines de choix supérieures aux « douze-marques ». Comparées aux précédentes, elles mettent en évidence les relations qui existent entre la matière grasse, la cellulose, le gluten, les cendres et le taux de blutage ou la valeur commerciale des farines.

EAU p. 100.	GLUTEN p. 100.	MATIÈRE GRASSE p. 100.	ACIDITÉ p. 100.
12,50	29,10	0,80	0,017
13,00	31,50	1,00	0,017
12,70	30,60	1,10	0,018
13,40	30,90	1,12	0,018
13,00	30,90	0,85	0,023
12,20	29,40	0,90	0,023
12,70	31,30	0,90	0,023
13,90	29,70	0,95	0,023
12,80	30,00	1,00	0,023
13,40	30,60	1,15	0,023
13,50	31,50	0,90	0,028
13,00	30,60	1,30	0,028

Farines douze-marques.

EAU p. 100.	GLUTEN p. 100.	MATIÈRE GRASSE p. 100.	CENDRES p. 100.
11,70	26,25	0,90	0,42
13,00	27,60	0,95	0,30
12,90	26,00	0,95	0,38
10,00	28,25	0,95	0,42
13,70	31,40	1,00	0,30
10,80	26,50	1,00	0,36
13,50	26,80	1,00	0,36
12,80	28,00	1,00	0,38
12,40	28,25	1,00	0.38
12,50	28,00	1,00	0,40
13,50	28,50	1,00	0,52
12,40	29,00	1,05	0,38
11,80	33,00	1,05	0,42
13,50	28,50	1,10	0,42
11,00	28,75	1,10	0,44
11,20	29,50	1,15	0,40

Le dosage de la cellulose a fourni des chiffres compris entre 0,100 et 0,172 p. 100; l'acidité est faible comme au précédent tableau.

Farines supérieures aux douze-marques.

EAU p. 100.	GLUTEN p. 100.	MATIÈRE GRASSE p. 100.	CENDRES p. 100.
13,20	28,25	0,65	0,52
13,50	27,50	0,75	0,38
12,50	28,75	0,80	0,32
12,00	28,50	0,80	0,44

Le poids de la cellulose est compris entre 0,096 et 0,112 p. 100.

Rapport du gluten sec au gluten humide.

Il est admis que le gluten humide présente une composition assez uniforme et qu'il contient environ les deux tiers de son poids d'eau. J'ai déjà prouvé que le gluten, à cet état, pouvait dans quelques cas spéciaux contenir des proportions d'eau bien différentes. Les résultats obtenus au laboratoire sur 150 échantillons de farine, où l'on a dosé simultanément le gluten à l'état humide et à l'état sec, autorisent des conclusions plus générales. Voici d'abord le tableau d'ensemble des expériences faites dans les premiers mois de 1893 : les échantillons traités dans les mêmes conditions, par les mêmes opérateurs, sont classés suivant leur richesse en gluten humide. On a mis en regard l'acidité qui permet de juger de l'état de conservation de la farine.

GLUTEN pour 100 grammes de farine.		COMPOSITION CENTÉSIMALE du gluten humide.		ACIDITÉ
À l'état humide.	À l'état sec.	Gluten sec.	Eau.	p. 100.
14,10	6,45	45,74	54,26	0,113
22,80	8,65	37,93	62,07	0,050
23,30	8,55	36,69	63,31	0,028
23,40	9,30	39,74	60,26	0,076
» »	8,50	36,32	63,68	0,032
» »	8,20	35,04	64,96	0,025
23,50	9,60	40,85	59,15	0,070
23,70	7,80	32,91	67,09	0,032
23,80	8,00	37,39	62,61	0,032
24,00	9,15	38,12	61,88	0,050
» »	8,40	35,00	65,00	0,039
» »	7,60	31,66	68,34	0,046
24,15	9,30	38,50	61,50	0,038
24,30	10,00	41,11	58,89	0,032
» »	9,00	37,02	62,98	0,034
» »	8,95	36,82	63,18	0,005
24,60	10,15	41,25	58,75	0,098
» »	9,10	36,99	63,01	0,004
» »	9,05	36,78	63,22	0,066
» »	8,65	36,16	64,84	0,035

GLUTEN pour 100 grammes de farine.		COMPOSITION CENTÉSIMALE du gluten humide.		ACIDITÉ
A l'état humide.	A l'état sec.	Gluten sec.	Eau.	p. 100.
24,60	8,45	34,34	65,66	0,032
» »	8,05	32,72	67,28	0,064
» »	7,10	28,87	71,13	0,020
25,00	10,55	42,20	57,80	0,108
» »	10,25	41,00	59,00	0,051
25,10	9,75	38,84	61,16	0,045
» »	9,05	36,05	63,95	0,045
» »	8,90	35,45	64,55	0,038
25,20	8,90	35,31	64,69	0,025
25,35	9,25	36,48	63,52	0,032
25,50	9,85	38,62	61,38	0,071
» »	9,50	37,29	62,71	0,028
» »	9,00	35,29	64,71	0,032
» »	7,95	31,17	68,83	0,028
25,75	8,60	33,39	66,61	0,035
25,80	10,15	39,34	60,66	0,045
» »	10,00	38,75	61,25	0,029
» »	9,75	37,79	62,21	0,032
» »	9,40	36,42	63,58	0,025
» »	9,30	36,04	63,96	0,032
» »	8,90	34,49	65,51	0,038
» »	8,80	34,10	65,90	0,032
» »	8,70	33,72	66,28	0,025
» »	8,25	31,97	68,03	0,038
» »	7,95	30,81	69,19	0,032
» »	7,55	29,26	70,74	0,022
26,00	9,95	38,26	61,74	0,086
26,10	12,75	48,00	52,00	0,057
» »	10,50	40,22	59,78	0,000
» »	10,40	39,84	60,16	0,070
» »	10,25	39,27	60,73	0,071
» »	10,10	38,69	61,31	0,064
» »	10,00	38,31	61,69	0,074
» »	10,00	38,31	61,69	0,044
26,25	9,85	37,48	62,52	0,032

| GLUTEN pour 100 grammes de farine. | | COMPOSITION CENTÉSIMALE du gluten humide. | | ACIDITÉ |
A l'état humide.	A l'état sec.	Gluten sec.	Eau.	p. 100.
26,40	11,25	42,61	57,39	0,070
» »	10,65	40,34	59,66	0,070
» »	10,30	39,01	60,99	0,070
» »	10,25	38,82	61,18	0,063
» »	10,20	38,63	61,37	0,057
» »	9,20	34,84	65,16	0,025
» »	8,95	33,90	66,10	0,030
26,70	9,65	36,14	63,86	0,031
» »	9,55	35,76	64,24	0,031
» »	9,35	35,01	64,99	0,032
27,00	12,10	44,81	55,19	0,057
» »	10,70	39,62	60,38	0,063
» »	10,65	39,44	60,56	0,057
» »	10,55	39,07	60,93	0,077
» »	10,20	37,77	62,23	0,051
» »	10,00	37,03	62,97	0,051
» »	9,90	36,66	63,34	0,038
» »	9,60	35,55	64,45	0,064
» »	9,40	33,70	66,30	0,068
» »	8,35	30,55	69,45	0,022
» »	8,20	30,37	69,63	0,017
» »	7,90	29,25	70,75	0,032
27,30	9,75	35,71	64,29	0,038
» »	9,10	33,32	66,68	0,025
27,45	10,25	37,34	62,66	0,128
» »	9,75	35,48	64,52	0,045
» »	9,55	34,79	65,21	0,025
» »	9,30	33,87	66,13	0,045
» »	8,65	31,51	68,49	0,026
27,60	10,65	38,59	61,41	0,038
» »	10,10	36,59	63,41	0,070
» »	9,95	36,05	63,95	0,032
» »	9,90	35,86	64,14	0,057
» »	9,15	33,15	66,85	0,044
» »	8,85	31,88	68,12	0,035
27,75	10,95	39,45	60,55	0,108
27,90	10,85	38,88	61,12	0,028
» »	8,70	31,18	68,82	0,057

GLUTEN pour 100 grammes de farine.		COMPOSITION CENTÉSIMALE du gluten humide.		ACIDITÉ
A l'état humide.	A l'état sec.	Gluten sec.	Eau.	p. 100.
28,00	10,05	35,89	64,11	0,044
28,50	11,05	38,77	61,23	0,066
» »	10,80	37,89	62,11	0,032
» »	10,00	35,08	64,92	0,034
» »	8,30	29,12	70,88	0,068
28,80	11,30	39,23	60,77	0,064
» »	10,45	36,28	63,72	0,032
» »	9,55	33,16	66,84	0,061
» »	9,25	32,11	67,89	0,029
29,10	11,15	38,31	61,69	0,086
» »	10,55	36,25	63,75	0,044
29,40	10,45	35,54	64,46	0,044
» »	9,75	33,16	66,84	0,045
29,50	10,85	36,79	63,21	0,078
29,70	9,90	33,33	66,67	0,061
30,00	11,80	37,00	63,00	0,066
» »	10,90	36,33	63,67	0,038
» »	10,60	35,33	64,67	0,070
» »	10,40	34,66	65,34	0,050
» »	10,15	33,83	66,17	0,068
30,45	10,80	35,46	64,54	0,086
30,60	11,25	36,76	63,24	0,040
» »	10,95	35,78	64,22	0,064
30,75	10,75	34,95	65,05	0,025
30,90	11,65	37,70	62,30	0,063
31,00	11,25	36,20	63,71	0,032
31,50	12,85	40,79	59,21	0,056
» »	12,10	38,41	61,59	0,032
» »	9,55	30,31	69,69	0,034
32,40	11,35	35,03	64,97	0,044

GLUTEN pour 100 grammes de farine.		COMPOSITION CENTÉSIMALE du gluten humide.		ACIDITÉ
A l'état humide.	A l'état sec.	Gluten sec.	Eau.	p. 100.
33,00	13,45	40,75	59,25	0,087
» »	11,75	35,60	64,40	0,064
» »	11,70	35,45	64,55	0,031
» »	10,65	32,27	67,73	0,070
33,60	12,30	36,60	63,40	0,032
36,60	12,35	33,74	66,26	0,045

Il ressort à première vue de ce tableau qu'un même poids de gluten humide, provenant de farines de diverses origines, laisse, après dessication, une quantité très variable de gluten sec : c'est ainsi que, dans un lot de douze farines titrant 27 p. 100 de gluten humide, on relève pour le gluten sec douze chiffres différents compris entre un maximum de 12,10 et un minimum de 7,90. Ces écarts viennent de ce que le gluten n'est pas également hydraté; dans le premier cas, en effet, il contient 55,19 p. 100 d'eau, et, dans le second cas, 70,75 p. 100.

La proportion d'eau la plus élevée est 71,13 p. 100 et la plus faible 52 p. 100.

L'hydratation la plus fréquente serait comprise entre 62 et 65 p. 100 (54 fois sur 129 observations). Pour les glutens contenant environ les deux tiers de leur poids d'eau, soit 66 à 68 p. 100 d'eau, on ne relève que 16 cas sur 129.

La composition centésimale des glutens prouve, d'autre part, qu'il n'y a pas de rapport suivi entre l'hydratation et les proportions de gluten contenues dans les farines. Il n'en est pas de même si l'on envisage l'état de conservation de ces farines : ce sont les plus anciennes, celles dont l'acidité est élevée, qui présentent les glutens les moins hydratés; par contre, les bonnes farines ayant une faible acidité ont des glutens très hydratés. Les expériences faites en particulier sur des farines « douze-

marques » confirment ces observations. Dans ces farines,
l'hydratation des glutens, comme on le voit plus loin,
est voisine de 70 p. 100; pour les farines dures ou mitadines, qui sont moins aptes à la panification, elle est
beaucoup moins élevée.

	GLUTEN pour 100 grammes de farine.		COMPOSITION CENTÉSIMALE du gluten humide.		ACIDITÉ p. 100.
	À l'état humide.	À l'état sec.	Gluten sec.	Eau.	
Douze-marques..	25,68	8,00	31,15	68,85	0,026
	26,24	8,00	30,52	69,48	0,029
	27,92	8,80	31,51	68,49	0,029
	28,32	8,52	30,08	69,92	0,028
	28,40	8,48	29,85	70,15	0,028
	28,48	8,44	29,63	70,37	0,028
	28,68	8,72	30,40	69,60	0,029
	28,80	9,12	31,66	68,34	0,021
	29,52	8,88	29,81	70,19	0,024
Mitadines.......	24,00	9,25	37,14	62,86	0,073
	25,20	9,05	35,91	64,09	0,029
	25,80	9,90	38,36	61,64	0,070
	26,25	10,90	41,52	58,48	0,070
	26,40	9,65	39,23	60,77	0,035
	26,55	9,65	36,34	63,66	0,025
	27,00	9,70	35,92	64,08	0,066
	28,50	11,60	40,70	59,30	0,076
Dures..........	29,20	10,75	36,81	63,19	0,086
	29,40	12,50	42,54	57,40	0,063
	31,20	13,45	42,14	57,86	0,174
	36,90	14,20	38,48	61,52	0,038

Pouvoir de dilatation du gluten.

Depuis que Boland a proposé son aleuromètre pour
mesurer la puissance de dilatation du gluten, tous les
ouvrages traitant des farines ont décrit cet appareil et en
ont préconisé l'emploi. Ils admettent, d'après Boland,
comme un fait acquis, que le gluten des bonnes farines

est très dilatable, et que toute farine dont le gluten ne se dilate pas de 25 à 26 degrés doit être considérée comme impropre à une bonne panification. Les essais poursuivis au laboratoire pendant les premiers mois de 1893 ont donné des résultats tellement contradictoires que l'on a renoncé à l'emploi de l'aleuromètre. Ces essais ont porté sur 311 échantillons de farine, dont 157 seulement avaient été reconnus admissibles. En voici le détail :

DILATATION à l'aleuromètre.	FARINES		TOTAL.
	acceptées.	non acceptées.	
50°	99	67	166
48°	19	25	44
47°	1	0	1
46°	9	10	19
45°	2	7	9
44°	4	4	8
42°	5	5	10
40°	9	14	23
38°	2	1	3
36°	0	4	4
35°	5	9	14
34°	2	0	2
33°	0	1	1
32°	0	2	2
30°	0	1	1
25°	0	1	1
Au-dessous	0	3	3
	157	154	311

D'après ces indications, toutes les farines examinées, sauf trois, étaient aptes à produire une bonne panification. Or la plupart ont donné une panification absolument défectueuse, et, parmi celles qui marquaient 50 degrés, il en était plusieurs que leur mauvais état de conservation, accusé par une forte acidité, avait rendues impropres à la panification.

Variation de poids du gluten suivant les années.

L'état suivant des 250 premières analyses effectuées au commencement des années 1892, 1893 et 1894, et provenant des blés récoltés en 1891, 1892 et 1893, montre dans quelles proportions peut varier le gluten des blés d'une même provenance. La sécheresse de 1893 se manifeste par une notable augmentation des matières azotées.

GLUTEN HUMIDE p. 100.	FARINES PROVENANT DE BLÉS récoltés en		
grammes.	1891.	1892.	1893.
21 à 26............	26	78	4
26,1 à 28..........	58	78	22
28,1 à 30..........	48	40	48
30,1 à 32..........	65	27	60
32,1 à 34..........	33	12	63
34,1 à 37..........	14	6	38
37,1 à 39..........	3	0	12
40,5..............	0	0	2
41,7..............	0	0	1
42,6..............	1	0	0
43,2..............	1	0	0
47,5..............	1	0	0
	250	250	250

Résumé et conclusions.

Les deux mille cinq cents échantillons de farines reçus et analysés au laboratoire de l'administration de la guerre, durant la période de septembre 1891 à juin 1894, ont permis de constater les faits suivants :

1. La proportion d'eau la plus élevée a été 16,20 p. 100 et la moins élevée 9,40 p. 100. Le maximum du gluten humide a été 47,50 p. 100; le maximum de

la matière grasse 3,10 p. 100, et le minimum de l'acidité 0,013 p. 100.

2. C'est en février que les farines ont présenté le maximum d'hydratation et en août le minimum. L'acidité a fourni d'excellentes indications sur l'état de conservation des farines; le minimum s'observe en novembre, décembre et janvier; il s'élève pendant les autres mois, et surtout en juillet et août, c'est-à-dire pendant la période la plus favorable à l'évolution des germes contenus dans les farines. C'est ainsi qu'en 1893 le minimum d'acidité, qui était de 0,013 p. 100 en janvier, a atteint 0,037 p. 100 en août. Il résulte de ces indications que les farines destinées à être conservées en caisses étanches pendant plusieurs années gagneront à être fabriquées et encaissées par un temps sec et froid : les ferments sont alors inertes, et l'on n'a pas à redouter d'autre part la transmission des œufs d'insectes.

3. Toutes les relations que j'ai signalées autrefois entre la nature et la qualité des farines et leur composition chimique, au point de vue de l'eau, des matières salines, des matières grasses, de la cellulose, de l'acidité et du gluten, sont confirmées.

4. Il n'a été constaté aucune falsification par addition de matières minérales ou de farines étrangères au blé (légumineuses, pommes de terre, seigle, riz, maïs, etc.).

Les motifs de refus invoqués par la commission chargée d'examiner les farines après l'analyse et la panification reposent presque uniquement sur la présence d'un excès de bas produits (queues de moutures), ou sur le mauvais état de conservation de la denrée (1). Dans le premier cas, la matière grasse est plus élevée; dans le second cas, c'est l'acidité. Le maximum d'acidité a été

----

(1) Parmi les autres causes de refus, on peut citer l'insuffisance de gluten, le craquement sous la dent dû à des blés mal nettoyés et une saveur anormale (ail).

de 0,278 p. 100; les acidités les plus élevées s'observent toujours dans les farines en voie d'altération, chez lesquelles le gluten et la matière grasse sont au-dessous du minimum ordinaire.

5. Le rapport du gluten humide au gluten sec ne peut être nettement déterminé, car chaque gluten présente une hydratation différente. Le gluten le plus hydraté contenait 71,13 p. 100 d'eau, et le moins hydraté 52 p. 100.

Dans les farines de premier choix du commerce, l'hydratation est voisine de 70 p. 100; dans les farines de qualité moyenne, comme celles consommées par les troupes, elle serait comprise entre 62 et 65 p. 100.

La proportion de deux tiers d'eau (66 à 67 p. 100), admise par les auteurs comme moyenne générale, est trop absolue.

Les meilleures farines, au point de vue de la panification, sont celles dont le gluten retient la plus forte quantité d'eau.

Il y a une relation entre l'hydratation du gluten et l'état de conservation de la farine représenté par son acidité : la quantité d'eau retenue par le gluten diminue lorsque l'acidité augmente. C'est une bonne indication en matière d'expertise.

Le taux minimum des matières azotées insolubles, généralement représenté dans les cahiers des charges des diverses administrations par le poids du gluten humide, serait plus exactement défini par le poids du gluten sec.

6. L'aleuromètre Boland, cité par les ouvrages classiques comme devant donner de précieux renseignements sur l'aptitude des farines à la panification, a fourni les résultats les plus contradictoires. L'emploi de cet appareil n'est pas à recommander.

7. Les farines de même provenance ont un taux de gluten variable suivant les années. Les farines indigènes

de la récolte de 1892 sont plus pauvres en gluten que celles de la récolte de 1891, et celles de 1893 sont elles-mêmes plus riches que ces dernières.

8. En dehors de ces considérations, le fonctionnement régulier du laboratoire des Invalides a eu pour effet direct d'améliorer l'alimentation du soldat, en écartant des approvisionnements militaires les produits les plus inférieurs des moutures (1). La caractéristique des farines destinées à l'armée étant, d'autre part, mieux définie, les instructions nouvelles sur cette partie du service des vivres acquerront plus de précision.

(1) Les cours des farines relevés en fin de chaque mois dans le journal *La Meunerie française* ne laissent aucun doute à cet égard. En septembre 1891, avant le fonctionnement du laboratoire, on constate que les farines bises « sont très demandées et les prix fermement tenus », puis les acheteurs deviennent de plus en plus rares, et les mentions suivantes de se renouveler sans cesse : « Tendances faibles en petites farines; les affaires en farines bises sont presque nulles; les farines bises sont absolument délaissées, etc. » Des petites farines et des farines de premier passage qui, en 1891, étaient enlevées couramment à 20 et 25 fr. les 100 kilos ne trouvent plus d'acquéreurs à 15 fr.

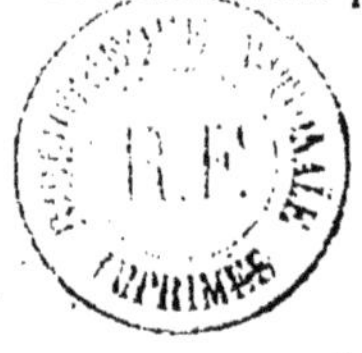

FIN

Paris et Limoges. — Impr. milit. Henri CHARLES-LAVAUZELLE.

Librairie militaire Henri CHARLES-LAVAUZELLE

Paris. 11. place Saint-André-des-Arts.

Règlement du 22 août 1890 sur le service des subsistances militaires et du chauffage en campagne. — Vol. in-8° de 488 pages, broché.. 3 75

Instruction ministérielle du 3 mai 1892 sur l'organisation et le fonctionnement des stations haltes-repas et sur l'alimentation pendant les transports stratégiques. — Brochure in-8° de 64 pag. » 60

Principales dispositions concernant l'alimentation des troupes en temps de guerre (11 janvier 1893). — Brochure in-8° de 64 pages.. » 50

L'alimentation du soldat en campagne. La ration de guerre et la préparation rapide des repas en campagne, par Charles SCHINDLER, médecin-major de 1re classe. — Volume in-32 de 80 pages, broché............ » 50
Relié toile... » 75

L'alimentation des troupes en campagne. Conférence de garnison, par M. QUITTERAY, sous-intendant militaire de 1re classe. — Brochure in-8° de 40 pages... » 75

Instruction ministérielle du 11 janvier 1890 sur les boulangeries de campagne. Nombreux tableaux et annexes. — Vol. in-8° de 104 p,.. 1 50

Etude sur le fonctionnement de la boulangerie de campagne d'un corps d'armée, par O. ESPANET, sous-intendant militaire. Ouvrage accompagné d'un graphique indicateur de la marche des convois. — Brochure in-8° de 44 pages.................................... 1 25

Le pain et ses succédanés dans l'alimentation des troupes en campagne. Conférence faite à MM. les officiers de la garnison de Pau par le docteur GILS, médecin-major de 1re classe. — Br. in-18 de 72 pages.. 1 50

Du sucre et de l'industrie sucrière, par M. Camille LATRUFFE, sous-intendant militaire de 2e classe. — Volume in-8° de 168 pages....... 3 »

Recherches sur les blés, les farines et le pain, par A. BALLAND, pharmacien principal de 2e classe, chef du laboratoire d'expertises du comité de l'intendance militaire, membre correspondant de l'Académie de médecine. — Volume in-8° de 308 pages, broché...................... 6 »
Ouvrage publié par ordre du Ministre de la Guerre.

Expériences sur le pain et le biscuit, par M. BALLAND, pharmacien principal de 2e classe, chef du laboratoire d'expertises du comité de l'intendance militaire, membre correspondant de l'Académie de médecine. — Brochure in-8° de 20 pages.. » 60

Des délits des fournisseurs, par A. BOUCHIÉ DE BELLE, avocat au Conseil d'Etat et à la Cour de cassation, sous-intendant militaire de 3e classe du cadre auxiliaire. — Brochure in-8° de 20 pages..................... » 60

De la responsabilité civile et pénale des comptables des corps de troupe et des services administratifs de l'armée, par A. BOUCHIÉ DE BELLE, avocat au Conseil d'Etat et à la Cour de cassation. — Brochure in-8° de 56 pages.. 1 50

Règlement du 30 septembre 1886 pour l'exécution du service des lits militaires, 3e édition entièrement refondue, mise à jour et complétée par un chapitre spécial concernant le matériel du couchage auxiliaire. — Volume in-8° de 326 pages, broché.................................. 4 »

Instruction du 31 mars 1887, pour l'exécution du service des lits militaires à partir du 1er avril 1887. — Brochure in-8° de 20 pages........ » 20

Note ministérielle du 11 décembre 1889 pour l'application, en ce qui concerne le service des lits militaires, du règlement du 9 septembre 1888 et de l'instruction du 23 décembre suivant sur la comptabilité des matières appartenant au département de la guerre. — Broch. in-8°.. » 30

Le catalogue général de la Librairie militaire est envoyé gratuitement à toute personne qui en fait la demande à l'éditeur Henri CHARLES-LAVAUZELLE.

www.ingramcontent.com/pod-product-compliance
Ingram Content Group UK Ltd.
Pitfield, Milton Keynes, MK11 3LW, UK
UKHW021653090726
13657UKWH00004B/1950